DU

DÉBRIDEMENT DU COL

DANS LES ACCOUCHEMENTS

DU

DÉBRIDEMENT DU COL

DANS LES ACCOUCHEMENTS

PAR

Jules VIGUIER,

Docteur en médecine de la Faculté de Paris,
Interne en médecine et en chirurgie des hôpitaux de Paris,
Interne de la Maternité,
Membre correspondant de la Société anatomique.

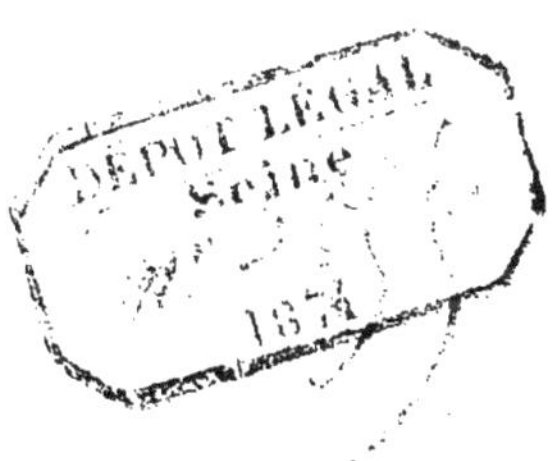

PARIS

LIBRAIRIE ADRIEN DELAHAYE

PLACE DE L'ÉCOLE-DE-MÉDECINE

1874

DU

DÉBRIDEMENT DU COL

DANS LES ACCOUCHEMENTS.

Le débridement du col est une opération qui consiste à inciser les bords de l'orifice vaginal de la matrice pour permettre l'expulsion ou l'extraction du fœtus. Il est nécessaire toutes les fois que, pour une cause quelconque, cet orifice ne se dilate pas ou se dilate insuffisamment au moment de l'accouchement. On ne devra pourtant y recourir que lorsque les moyens médicaux n'auront amené aucune modification favorable.

On l'emploie encore quand il y a urgence absolue de délivrer immédiatement la femme. Dans certains cas d'éclampsie, par exemple, on peut être autorisé à inciser un col nullement rigide, par le seul fait que sa dilatation ou sa dilatabilité ne permettent pas une délivrance immédiate, devenue indispensable pour sauver la vie de la femme et peut-être aussi de l'enfant.

Ce que nous avons à dire, tant sur l'opération elle-même que sur ses suites, s'applique également à tous les cas, mais nous nous occuperons seulement de ceux ou l'orifice utérin est rigide.

Cette opération a encore été appelée par les auteurs, Hystérotomie vaginale, ou opération césarienne vaginale. Nous préférons, avec M. Depaul (1), réserver le nom d'hystérotomie vaginale à l'opération qui a pour but de créer un orifice qui n'existe pas. On a l'occasion de la pratiquer dans les cas d'oblitération complète du col; affection qui a été dans ces derniers temps l'objet de nombreux travaux. Quant au nom d'opération césarienne vaginale employé d'abord par Lauverjat (2) en 1788, et répété depuis par plusieurs auteurs, nous croyons qu'il serait bon d'y renoncer absolument, car il n'y a vraiment aucune analogie entre l'opération césarienne vraie et la simple incision du segment inférieur de l'utérus.

Les causes qui s'opposent à sa dilatation ont été réunies sous le nom de rigidités du col.

On reconnaît ordinairement trois sortes de rigidités.

1° *La rigidité vraie, mécanique ou anatomique* dans laquelle le col est ordinairement à peu près effacé, mais ses bords sont durs, épais, complètement inextensibles et donnent au doigt une sensation spéciale que certains auteurs ont comparée à la sensation du cuir imbibé de graisse; au moment des efforts le segment inférieur est abaissé, fortement tendu, mais le diamètre de l'orifice reste absolument invariable.

Cette forme de rigidité existe dès le début du travail, ne paraît pas susceptible d'être modifiée par les divers traitements médicaux, et ne cède qu'au débridement.

(1) Depaul. De l'oblitération complète du col et de l'opération qu'elle réclame. Mémoires de l'Académie, 1860.

(2) Lauverjat. Nouvelle méthode de pratiquer l'opération césarienne. Paris, 1788.

Elle semble plus rare que la suivante, puisque Jacquemier a trouvé sur 4,000 cas, 10 rigidités mécaniques et 50 spasmodiques (1).

2° *La rigidité spasmodique ou spasme* est un resserrement tout à fait actif qui peut se produire dans le col, après qu'il a offert un degré de dilatation plus ou moins considérable. Le spasme peut même se produire après le passage de la tête et comprimer le cou du fœtus. Dans ce cas, les bords sont ordinairement minces, tranchants et excessivement tendus pendant les efforts.

Dans ces deux formes de rigidités la température des parties est plus élevée qu'à l'état normal. Mais dans le spasme la sensibilité des parties généralement assez vive, contraste avec l'insensibilité habituelle de la rigidité vraie. (Cazeaux.)

3° *La rigidité pathologique* ne présente pas de caractères spéciaux, ses signes varient avec les causes qui ont amené l'altération du col. Les plus ordinaires sont : les cicatrices résultant de traumatismes anciens, généralement produits pendant l'accouchement, le cancer et les diverses tumeurs qui peuvent se développer près du col.

Les signes qui peuvent faire soupçonner une rigidité du col sont : 1° la longueur du travail; 2° les douleurs de reins, auxquelles Mme Lachapelle attachait une valeur diagnostique excessive et certainement exagérée.

Ces deux signes ont peu d'importance, et l'examen direct des parties peut seul permettre d'établir un diagnostic précis. Il faut donc, avant tout, examiner le col ;

(1) Sabola. Traité d'accouchements.

et d'abord il importe de s'assurer que l'on a bien rencontré le col.

Nous n'insisterons pas sur la difficulté qu'on éprouve parfois à l'atteindre, surtout dans les cas d'antéversion; cet accident coïncide assez souvent, il est vrai, avec la rigidité ou mieux avec la non dilatation de l'orifice, et il peut alors devenir nécessaire soit de débrider, ce qui ne sera pas sans difficulté, soit même de créer une ouverture artificielle en négligeant le col déplacé; mais nous voulons insister sur les cas où l'explorateur, croyant avoir rencontré le col, se trouvera arrêté par un diaphragme vaginal percé à son centre d'une plus ou moins grande ouverture.

Cet accident n'est pas très-fréquent, cependant on a vu des accoucheurs distingués qui, après avoir fait des incisions sur ce qu'ils prenaient pour le col, ont trouvé celui-ci parfaitement dilatable et normal en arrière de la cloison vaginale.

Nous avons pu voir, dernièrement, à la Charité, une femme à terme et qui présentait précisément un diaphragme de ce genre. On avait d'abord hésité sur la nature de l'orifice que l'on trouvait au fond du vagin, les uns croyant avoir affaire à un col mince et rigide; les autres admettant la présence d'un diaphragme. Mais en introduisant le bout du doigt dans l'orifice, manœuvre qui exigeait d'ailleurs de grandes précautions pour ne pas amener une déchirure, il nous fut possible de reconnaître la présence du segment inférieur entre la tête et le doigt, et même d'atteindre le bourrelet du col qui était du reste absolument mou.

Notre excellent maître, M. Polaillon, qui avait eu précédemment cette femme dans son service, a bien voulu nous remettre une note sur ce sujet. La lecture de cette observation fera voir qu'il est loin d'être toujours facile de reconnaître la nature de ces diaphragmes vaginaux.

Observation de M. Polaillon.

La nommée M...., primipare, entrée à la Maternité, dans mon service, le 19 février 1874, présente une grossesse arrivée au huitième mois environ.

En examinant les parties génitales de cette femme, je trouve une brièveté considérable du vagin. Le doigt est arrêté à une distance de 4 ou 5 centimètres de la vulve, par un cul-de-sac, au centre duquel existe un orifice très-étroit. Le col de l'utérus semble manquer, et les explorations par le vagin, le rectum et la vessie, ne peuvent le faire découvrir. D'ailleurs, chez cette femme, dont l'enfant est vivant, et qui n'est pas encore au terme de sa grossesse, je m'abstiens de prolonger trop longtemps les explorations et de forcer l'orifice du cul-de-sac vaginal, soit avec le doigt, soit avec les instruments.

Les bords de l'orifice du cul-de-sac vaginal sont indurés et présentent des plis de la muqueuse, qui vont se perdre sur les parois du vagin.

Par l'exploration au spéculum, que j'ai répétée plusieurs fois, je vois au fond du vagin un pertuis qui permettrait à peine l'introduction d'une sonde de femme. L'orifice de ce pertuis est arrondi, déprimé, et la muqueuse du vagin est plissée autour de lui.

Cette femme n'a subi aucune opération; aucun accident qui puisse expliquer cette conformation par quelque cicatrice vicieuse. L'anomalie que j'avais sous les yeux était donc congénitale.

Je pouvais avoir affaire, soit à une bride ou à un diaphragme interrompant la continuité du vagin, au-dessus duquel existerait un espace qui contiendrait un col bien conformé, soit à une malformation du col utérin, avec brièveté congénitale du vagin. J'ai cru prudent, pour le moment, de ne pas faire les explorations nécessaires pour éclairer ce diagnostic.

Malgré ce vice de conformation, cette femme avait pu devenir enceinte, mais souffrait pendant les rapprochements sexuels.

La femme étant sortie de la Maternité, j'eus l'occasion de la revoir à la Charité, dans le service de M. Bourdon, où elle était entrée dans les derniers jours de sa grossesse. Cette femme avait été examinée par un grand nombre de personnes ; l'orifice du cul-de-sac était dilaté de manière à permettre l'introduction du bout du doigt. C'est alors que, ne trouvant plus d'inconvénient à dilater un peu plus cet orifice, j'introduisis lentement et progressivement l'index, jusqu'à la première phalange, et je pus sentir au-dessus d'un diaphragme vaginal un espace, dans lequel je reconnus un col utérin, mou comme à la fin de la grossesse, et dilaté comme une piece de un franc.

Le diagnostic était dès lors parfaitement clair : on avait affaire à un diaphragme vaginal présentant une ouverture centrale très-étroite, et disposé vers le milieu de la longueur du vagin.

J'ai appris que cette femme avait accouché rapidement et sans l'intervention de l'art.

Nul doute que si un obstacle de ce genre s'opposait à l'accouchement, il ne puisse dans certains cas devenir utile de l'inciser. Mais il pourrait se faire que l'élasticité de cette membrane lui permît de se dilater assez pour laisser passer le fœtus ; plus souvent encore, elle se déchirera naturellement et sa rupture spontanée n'entrainera généralement aucun accident. Dans le cas dont nous parlons, la femme accoucha le 30 mars, sans aucune intervention, et l'on put constater quelques jours après que le diaphragme s'était rompu sur trois points. En tous cas, on ne pourra juger la conduite à tenir que lorsque la tête ayant franchi le col portera directement sur le point en question.

Mais l'opérateur qui n'aurait pas reconnu l'obstacle, voyant, d'une part de violents efforts d'expulsion et d'autre part ne trouvant pas de modifications de ce qu'il prend pour le col, peut être tenté de débrider, et il s'expose ainsi à faire une opération inutile.

Lorsque le chirurgien se sera assuré qu'il touche bien véritablement le col, il devra se demander s'il est rigide. Il ne faut pas oublier, en effet, que l'orifice peut sembler très-peu dilaté soit simplement parce que le travail est lent, soit parce que le col est œdémateux. De plus, comme le dit Mme Lachapelle, dans son dixième mémoire : « Un orifice bien ouvert s'épaissit et se rétrécit bientôt si après la rupture des membranes, aucune partie ne soutient la dilatation. » Mais, dit-elle encore, « il est alors toujours bien plus souple et plus dilatable, et n'empêche pas comme l'orifice rigide l'introduction de la main dans l'utérus. » La conclusion naturelle est que dans ces cas, on n'est jamais autorisé à porter l'instrument tranchant sur le col.

La rigidité bien constatée, il faut savoir à quelle espèce on a affaire ; la conduite à tenir variera en effet suivant la nature de l'obstacle, comme nous aurons occasion de le faire voir en nous occupant des divers modes de traitement.

Dans la troisième forme de rigidité, celle que nous avons appelée pathologique, on rencontrera parfois d'autres difficultés de diagnostic ; il n'est pas toujours facile de reconnaître le col plus ou moins déformé et altéré par les maladies dont il est le siége, et Bunting (1) rapporte un cas dans lequel une tumeur du col a pu être prise pour la tête. L'erreur ne fut cependant pas commise, mais M. Dubois fit remarquer qu'elle était possible. Tissier (2) rappelle à ce sujet le sage conseil de M. Pajot (3) qui permettra d'éviter toujours les confusions entre les tumeurs et les parties fœtales. « Pour vous orienter, allez chercher avec le doigt le cul-de-sac utéro-vaginal, dès que vous avez atteint ce point de repère, assurez-vous

(1) Bunting. Thèse de Paris, 1861.

(2) Tissier. Thèse de Paris, 1860.

(3) Pajot. Leçon clinique, septembre 1858.

que le corps dont vous avez constaté l'existence, à la partie supérieure de l'excavation et qui vous a fait éprouver une sensation insolite, se continue avec le tissu de l'utérus et fait corps avec la portion cervicale de l'organe. »

Dans la maladie qui nous occupe, hors le cas de rigidité pathologique qui n'est pas à proprement parler une rigidité, le col résiste également par tout son pourtour, cependant Mme Lachapelle (1) rapporte un cas de rigidité partielle ; le col, dit-elle, était mou et dilaté à droite, et rigide du côté gauche.

Ce n'est pas seulement au moment de l'accouchement qu'on rencontre la rigidité, elle peut encore compliquer l'avortement et devenir parfois la cause de la rétention du placenta.

C'est alors que Verrier, sur l'avis de Joulin, conseille d'employer l'éponge préparée qui tout en dilatant le col, aurait l'avantage de réveiller les contractions utérines.

TRAITEMENT MÉDICAL.

Nous n'avons pas l'intention d'étudier ici le traitement médical de rigidité, nous renverrons pour cela aux divers traités d'accouchement et à la thèse de Beltz (2). Nous dirons seulement que, dans notre opinion, le traitement médical doit toujours précéder l'intervention chirurgicale, au moins dans les cas de spasmes, car pour les autres nous croyons qu'on doit peu compter sur son succès. Cazeaux nous dit d'ailleurs que, d'après lui, la

(1) Mme Lachapelle, 4e mémoire, n° 10.

(2) Beltz. Thèse de Paris, 1863.

cause première de la grande diversité d'opinions des auteurs au sujet de l'action de la belladone vient de ce que l'on confond souvent la rigidité spasmodique et l'anatomique, le médicament sans action sur la dernière serait souvent utile dans la première.

L'extrait de belladone roulé en boulette et porté directement sur le col, suivant le procédé de Dubois, est le moyen le plus généralement adopté.

Moreau et Taurin ont conseillé les bains généraux.

Evory Kennedy de Londres, et Churchill, employent le tartre stibié à dose vomitive ; Burns conseille l'opium, Ramsbotham fils le redoute et craint qu'il ne puisse amener l'abolition des contractions utérines.

La saignée, poussée même jusqu'à la syncope est conseillée surtout par Dewees, Mme Lachapelle, Mauriceau, Burns et Merriman et enfin Ramsbotham père et fils l'ont aussi recommandée; on dit même avoir obtenu par ce moyen des succès dans plusieurs cas de rigidité anatomique.

Kiwisch à proposé les douches utérines, Sinclair et Johnson. (*Pratical Midwifery* 1858) recommandent ce moyen. On trouve dans la thèse de Tissier, une observation de Dubois où il fut employé; le succès ne fut pas complet puisqu'il fallut en venir à l'incision.

Millet (1) se loue beaucoup de l'emploi du chloroforme; selon lui, il y a trois degrés dans l'action de ce médicament sur l'utérus. 1° Exagération des contractions; 2° disparition de la douleur; 3° enfin suppression des contractions. Il n'admet pas l'opinion des auteurs qui le croient sans actions sur les contractions utérines, et recom-

(1) Millet. Des inhalations anesthésiques dans les cas de spasme du col. Bull. gén. de thér., 1854.

mande de le donner d'emblée à haute dose pour arriver du premier coup à la troisième période.

Tous ces moyens, le dernier entre autres, peuvent donner des succès dans la rigidité spasmodique, et l'on fera bien d'y recourir toutes les fois qu'il n'y aura pas urgence de terminer l'accouchement.

Dans ce dernier cas, nous croyons que l'on devrait toujours employer la belladone par le procédé de Dubois; mais il faudra se rappeler que, comme le dit Chailly-Honoré, l'action de ce médicament est très-rapide, de sorte que si au bout de 10 à 15 minutes, il n'a produit aucun effet, on peut tenir pour certain qu'il n'agira pas, et il faudra avoir recours à autre chose.

TRAITEMENT CHIRURGICAL.

Nous aurons à étudier ici la dilatation forcée et le débridement. Il faut encore considérer comme un traitement chirurgical la perforation de la poche des eaux, conseillée dans quelques cas par Chailly-Honoré.

Cet auteur rapporte que dans certains cas de rigidité plutôt apparente que réelle, et provenant de la distension de l'utérus, il a vu la rigidité céder à la perforation des membranes, faite avant la dilatation complète bien entendu, et apparemment contre toutes les règles tracées par les auteurs.

Nous avons été témoin, tout dernièrement, à la Maternité, d'un fait qui confirme pleinement cette manière de voir.

La *dilatation forcée* compte peu de partisans, tout au

plus quelques auteurs la conseillent-ils dans certains cas particuliers.

Ainsi, nous avons dit que Verrier et Joulin la conseillent dans l'avortement, mais non pas dans l'accouchement. Hubert de Louvain (1) la préfère à l'incision dans les cas ou le col revient spasmodiquement après le passage de la tête, ou du tronc quand il s'agit d'une présentation du pelvis. Il conseille cependant l'incision dans la rigidité vraie.

L'opinion de cet auteur nous paraît difficilement admissible, les manœuvres de dilatation forcée devant avoir pour effet inévitable, d'une part, de compromettre gravement la vie de l'enfant dont une partie, le plus souvent le cou, se trouvera forcément, énergiquement comprimée, d'autre part, d'irriter l'utérus et d'augmenter plutôt que de diminuer le spasme.

En dehors de ces cas, presque tous les auteurs condamnent la dilatation forcée et la considèrent comme plus dangereuse que l'incision.

D'après Tissier, Smellie qui l'avait employée d'abord, y renonça plus tard complètement ; du reste, il rapporte dans son Traité d'accouchement deux cas dans lesquels il incisa de trois ou quatre lignes l'orifice de la matrice, et il recommande d'agir de même en pareil cas. Burton, Chapman et Hamilton l'avaient recommandée, mais leur opinion n'a pas prévalu. Rawson a publié un succès obtenu par cette méthode (Lancet, juillet 1853). Mattei (Essai sur l'accouchement physiologique) en est très-partisan. Duparcque a publié un mémoire sur ce sujet ; dans les trois cas qu'il rapporte, la mère était morte ou

(1) Hubert de Louvain. Cours d'accouchements.

mourante, deux enfants furent amenés morts, le troisième mourut le neuvième jour. Velpeau (1) en restreint l'emploi au cas ou le col est effacé, souple et la dilatation commencée est assez sensible. Ashwell (2) la condamne absolument et cite des cas dans lesquels elle a a mené des accidents, tels que péritonite et gangrène du segment inférieur de l'utérus et d'une partie du vagin. Presque tous les autres auteurs s'accordent à la rejeter et préfèrent les incisions qui sont incontestablement plus efficaces, et infiniment moins dangereuses.

Débridement.

Le moyen le plus généralement employé, le seul qui soit vraiment toujours efficace dans la rigidité, c'est le débridement du col. Nous avons pratiqué trois fois cette opération, dans le courant de l'année dernière, dans le service de notre excellent maître, M. le Dr Guéneau de Mussy, à l'Hôtel-Dieu, et nous allons rapporter ici nos observations, nous étudierons ensuite les indications, les procédés opératoires et la valeur chirurgicale du débridement.

Observation Ire.

Le 20 mars 1873, L. M..., âgée de 20 ans, se présenta à l'Hôtel-Dieu, à deux heures de l'après-midi, demandant à être admise dans le service d'accouchements. Cette femme, de taille moyenne, blonde et très-bien constituée, n'a jamais eu d'autre grossesse, régulièrement réglée depuis l'âge de 16 ans, elle est maintenant à terme et dit avoir ressenti des douleurs depuis trois jours. Ces douleurs, d'a-

(1) Velpeau. Traité d'accouchements, 1839.

(2) Ashwell. On incision in cases of occlusion and rigidity of the uterus (Guy's hospital reports, 1839).

bord légères, sont devenues très-fortes depuis la nuit dernière ; enfin, ce matin, elle a perdu des eaux. Le développement du ventre est normal; on entend très-distinctement les bruits du cœur du fœtus, et la palpation, ainsi que l'auscultation, font pressentir une O.I.G.A. Les douleurs sont vives et reviennent fréquemment, toutes les sept ou huit minutes environ.

Au toucher, nous constatons ce qui suit : le bassin est normalement constitué; au fond du vagin on trouve le segment inférieur de l'utérus lisse et tendu, et à travers lequel on sent la tête non encore engagée. Cherchant à déterminer l'état et la situation du col, nous trouvons derrière la symphise des pubis, et vers la ligne médiane un orifice parfaitement circulaire, d'un diamètre tel qu'il ne peut admettre l'extrémité de l'index. Ses bords sont très-durs, épais et arrondis, et ne rappellent en rien le bord tranchant que l'on observe dans les cas de contracture; il n'y a pas non plus de bourrelet autour de l'orifice, dont les bords sont exactement de niveau avec le reste du segment inférieur. Au doigt nous éprouvons la sensation d'une membrane épaisse, très-fortement tendue, mais qui ne nous semble pas comparable à un morceau de cuir gras. Au moment des efforts, le globe utérin devient très-dur, et le segment inférieur produit l'effet d'une membrane tendue jusqu'à se rompre.

La malade est envoyée dans la salle Saint-Bernard, et couchée au n° 19. Après avoir débarrassé la vessie et le rectum, j'applique sur le col une pommade composée d'extr. bellad. et axonge āā p. g. Je me servis du spéculum et d'un gros pinceau pour appliquer exactement cette pommade.

Deux heures après je revis la malade. Les douleurs ont continué et même se sont rapprochées, mais le col est exactement dans le même état; les pupilles sont dilatées.

J'introduis alors dans le col un morceau d'éponge préparée, que je retire au bout de vingt minutes. L'orifice est alors un peu plus large, non pas que le col se soit vraiment dilaté, mais les bords, au lieu d'être lisses, sont comme fendillés et crevassés. J'applique immédiatement un gros morceau d'éponge taillé en cône; demi-heure après l'éponge est retirée; l'ouverture est encore un peu agrandie, mais très-faiblement; les crevasses sont un peu plus profondes; l'éponge s'est dilatée dans le vagin et dans l'utérus; au niveau du col elle a à peine changé de volume, et nous éprouvons une certaine difficulté à la retirer; c'est même dans ce dernier temps que les crevasses nous semblent s'être agrandies.

La malade prend une potion cordiale, et est laissée au repos jusqu'à dix heures du soir.

A ce moment les crevasses ne se sont point agrandies; les douleurs sont devenues intolérables; et craignant de voir se produire une rupture de l'utérus sous l'influence des efforts répétés de la femme, je me décide à pratiquer le débridement du col. J'employa d'abord un bistouri boutonné, dont la lame était entourée de diachylon; le maniement de l'instrument ne parut pas très-facile, et je fis quelques incisions, fort peu profondes du reste, car, vu l'état de tension du segment inférieur, je craignais qu'une incision un peu forte ne fût le point de départ d'une déchirure. Notons que la femme avait été endormie avec le chloroforme, et que sous l'influence du sommeil anesthésique, il ne s'était produit aucune modification dans l'état du col. Mes incisions au bistouri ayant fort peu agrandi l'ouverture, je pris des ciseaux au moyen desquels je fis sept ou huit incisions d'environ 1 centimètre, de sorte que le bord du col était littéralement dentelé. Quoiqu'endormie la femme sentit les incisions, et dit : *on me coupe*, sans se réveiller.

A deux heures du matin, le col s'était à peine dilaté; les douleurs diminuaient; la femme paraissait complètement épuisée; l'auscultation prouvait que le fœtus n'avait pas souffert. Je me décidai alors à en finir, et prenant des ciseaux droits, j'agrandis toutes mes incisions, surtout celles des côtés dont la longueur fut plus que doublée. Il était du reste difficile d'apprécier exactement leur profondeur, car le lambeau compris entre deux d'entre elles se rétractant toujours, elles paraissent moins profondes qu'elles ne l'auraient été sans cette circonstance. Après cela j'introduisis une partie de la main dans l'utérus, et je sentis à ce moment que les déchirures se prolongeaient sur certains points, mais très-légèrement; j'appliquai alors la première branche du forceps au détroit supérieur. Lors de l'application de la seconde branche une des incisions située en bas et à gauche se déchira assez notablement; enfin, le forceps appliqué, j'amenai un enfant vivant et bien constitué. Il est inutile de dire que la mère avait de nouveau été endormie pendant l'opération. La délivrance se fit naturellement très-peu de temps après.

La seule déchirure vraiment profonde me parut alors être celle que j'ai déjà signalée à la partie inférieure gauche. Néanmoins, la femme dormit et parut aller bien pendant toute la journée du lendemain. Nous n'osions cependant pas espérer un résultat favorable, car la fièvre puerpérale, qui régnait alors à l'Hôtel-Dieu, et avait contraint de fermer le service d'accouchement, nous laissait peu de chance de conserver une malade aussi éprouvée. En effet, dès le lendemain matin, elle fut prise de frissons, de vomissements, etc., et elle succombait le soir du troisième jour, quatre jours après l'opération, à une péritonite généralisée, qui avait été soignée sans succès par les moyens ordinaires, en même temps que la femme prenait du sulfate de quinine à haute dose, 2 gr. 50 par jour.

A l'autopsie, je trouvai une péritonite généralisée, du pus dans les sinus et dans les lymphatiques, etc. Mais mon attention se porta surtout sur l'état du col, et sur le rapport des incisions et du péritoine. On se rappelle que je n'avais pas été sans inquiétude sur les conséquences possibles de la déchirure produite au moment de l'application de la seconde branche du forceps ; ce fut donc avec plaisir que je constatai que non-seulement le péritoine n'avait pas été intéressé, ce qui paraissait du reste évident, d'après les symptômes, mais qu'il y avait encore une distance relativement considérable entre le point où s'était arrêté la déchirure et le cul-de-sac péritonéal, cet espace était de près de 2 centimètres.

Observation II.

X. M..., âgée de 20 ans, primipare, se présente à l'Hôtel-Dieu le 14 avril 1873, à une heure et demie de l'après-midi. Cette femme dit être en douleurs depuis deux jours et souffrir beaucoup depuis la veille au matin. Elle n'a pas perdu d'eaux. Elle est enceinte depuis neuf mois; d'une taille un peu au-dessous de la moyenne, mais très-bien faite; le développement du ventre est normal; le bassin est bien conformé. Les douleurs sont vives et reviennent toutes les cinq ou six minutes. Le palper et l'auscultation nous font penser que nous avons affaire à une O.I.G.A.

Au toucher, voici ce que nous constatons : le col est assez élevé et complètement effacé; mais la dilatation n'atteint pas le diamètre d'une pièce de 1 franc. Les bords sont nets, assez épais et durs; mais la dureté, dans ce cas, n'est point égale à celle que nous avons constatée dans notre observation n° 1. Les bords de l'orifice paraissent avoir conservé un certain degré d'élasticité, très-faible il est vrai, mais cependant incontestable. Le doigt introduit dans le col fait reconnaître la tête qui ne commence pas encore à s'engager.

Pendant les douleurs, les membranes se tendent, mais le diamètre de l'orifice augmente à peine.

Cette femme, admise à l'hôpital, est couchée au n° 18, salle Saint-Bernard. Nous lui faisons donner une potion cordiale et un bain, puis on la laisse en repos jusqu'à six heures. A ce moment les douleurs sont moins vives et plus rares. La femme est très-abattue. L'auscultation du fœtus ne révèle rien de spécial. Nous trouvons alors le col à peu près dans le même état qu'à son entrée; il s'est écoulé une très-petite quantité de liquide. Nous nous décidons à intervenir, et quatre incisions sont pratiquées sur le col, au moyen de ciseaux droits que nous avons reconnus être plus faciles à employer que le bistouri. Il s'écoule très-peu de sang. Les incisions latérales sont plus longues que la supérieure et l'inférieure; chacun a au moins 2 centimètres et demi de longueur, et les deux dernières 1 centimètre et demi. Du reste, nous remarquons encore ici que les parties coupées se rétractant partiellement en vertu de leur élasticité, il devient difficile, après l'opération, d'apprécier exactement la profondeur de l'incision, et nous sommes porté à croire que, dans ce cas, elles étaient plus profondes que nous ne le disons, bien qu'après l'opération elles aient semblé l'être un peu moins.

La femme fut replacée dans son lit. La poche des eaux n'avait pas été percée pendant l'opération. Demi-heure après les douleurs sont toujours faibles. Le col ne paraît pas plus dilaté, mais il est très-dilatable et parfaitement extensible. Nous appliquons alors le forceps au détroit supérieur, et nous amenons un enfant vivant, d'environ 3 kil. 500 gr.

La femme fut délivrée presque aussitôt (environ dix minutes après), et nous lui fîmes prendre 2 gr. de seigle ergoté. Le soir, et le lendemain dans la journée, elle parut aller bien ; mais nous avions encore dans le service des cas de fièvre puerpérale, et le lendemain soir elle se plaignait de quelques douleurs de ventre, le visage était rouge, et nous trouvions pouls 140, et temp. 40°5. On prescrivit immédiatement 2 gr. de sulfate de quinine en une seule fois. Le lendemain la femme allait mieux : pouls 120, temp. 39. Le sulfate de quinine fut continué pendant deux jours; quatre doses de 0 gr. 50 centigr. dans la journée. Le troisième jour après l'accouchement la fièvre avait cessé. L'écoulement lochial n'avait rien présenté de spécial.

La convalescence fut longue. Cette femme, atteinte d'abord de phlegmasia alba de la jambe gauche, qui avait débuté le douzième jour après l'accouchement, commençait à aller un peu mieux quand le membre droit fut atteint à son tour. Cependant elle guérit complètement, et quitta l'hôpital deux mois et demi après son entrée, le 30 juin.

La veille de sa sortie je l'examinai, et voici ce que je constatai : le volume de l'utérus était normal, le col était profondément incisé, et l'on reconnaissait très-distinctement les quatre incisions, de sorte qu'il semblait comme fendu d'avant en arrière, et transversalement; cependant, l'orifice interne était fermé, et la femme, qui avait eu son retour de couches, ne se plaignait nullement.

Observation III.

C. C., 22 ans, couturière, entrée le 20 décembre 1873, a eu, il y a un an, un enfant vivant et à terme.

Elle est réglée depuis l'âge de 15 ans.

Cette femme fut placée au nº 10 de la salle Saint-Bernard; elle est enceinte de huit mois et demi et craint d'accoucher avant terme; depuis quelques jours elle a quelques douleurs et perd un peu de sang. Le col est mou dans toute sa longueur mais complètement fermé. Repos absolu au lit, lavement laudanisé, etc. La femme semble aller un peu mieux et les douleurs sont presque suspendues pendant trois jours. Le quatrième jour au matin, elles augmentent sensiblement, cependant le col toujours assez mou, est à peine entrouvert, l'écoulement sanguinolent est un peu plus abondant; mon collègue de garde, appelé plusieurs fois dans la journée, crut devoir intervenir pour délivrer la femme qui souffrait beaucoup et semblait très-faible. Le col était alors assez dur et non dilaté bien qu'un peu dilatable. Des incisions multiples et très-peu profondes (quelques millimètres) furent faites sur le pourtour, et la femme fut alors laissée au repos. Il était trois heures.

A cinq heures, nous l'examinons et voilà ce que nous trouvons. Les douleurs sont très-vives; le col dur et à peu près inextensible a au plus le diamètre d'une pièce de deux francs, ses bords sont rugueux et dentelés par suite des incisions qui ont certainement agrandi l'orifice mais n'ont point modifié l'état du tissu. La poche des eaux fait saillie pendant les douleurs et l'on reconnait la tête en O. I. G. A.

A six heures et demie, la femme est exactement dans le même état. Nous prenons alors des ciseaux droits et nous pratiquons troi fortes incisions, l'une à droite, l'autre en haut et un peu à gauche, la dernière à gauche et un peu en bas; cette dernière plus profonde que les autres avait environ deux centimètres et demi, les deux autres un peu moins de deux centimètres.

La femme fut ensuite recouchée et je la revis seulement à dix heures et demie; il ne s'était rien produit de spécial, les douleurs étaient toujours vives mais le col s'était peu dilaté et la tête ne s'engageait pas. Cependant l'état du col s'était notablement modifié en ce qu'il était devenu dilatable au point qu'il était possible d'introduire la main dans l'utérus sans danger d'agrandir les incisions. J'appliquai alors le forceps et la femme accoucha d'un enfant très-petit et en état de mort apparente, mais que nous parvînmes à ranimer après une demi-heure de manœuvres de toutes sortes.

Les suites de couches ne présentèrent rien de particulier et la femme guérit bien. Un mois et demi après, elle était dans le service pour une bronchite de nature probablement tuberculeuse, mais elle ne se plaignait nullement de son ventre.

Je pus alors la toucher et je constatai que chez elle, comme chez la malade de l'observation n° 2, les incisions étaient très-reconnaissables, le col semblait divisé en trois parties ou segments distincts. L'orifice supérieur était du reste fermé, et l'utérus parfaitement mobile et point douloureux.

Notons cependant, qu'à cette époque, on n'avait pas encore permis à cette femme de se lever.

Le débridement du col n'est pas une opération nouvelle ; Ambroise Paré en parle ainsi que Van Swieten (Commentaires), et depuis lors une foule de travaux ont été publiés sur ce sujet. L'historique de la question est, du reste, parfaitement étudié dans la thèse de Bunting (1861), et nous ne pouvons qu'y renvoyer le lecteur. Depuis cette époque, un certain nombre d'observations ont encore été publiées, mais elles n'ont rien appris de bien nouveau.

Tous les accoucheurs reconnaissent l'utilité de cette opération. Seule Mme Lachapelle (dixième mémoire) la rejette dans la crainte de voir l'incision devenir le point de départ d'une déchirure qui se prolongerait jusqu'au corps de la matrice. D'après elle, l'incision ne pourrait être utile que dans des cas tout à fait exceptionnels, et elle déclare n'avoir jamais eu besoin d'y recourir. Mais en face de cette opinion isolée, nous trouvons l'imposante unanimité de tous ceux qui ont écrit sur la question, et l'utilité du débridement est aujourd'hui absolument incontestable et incontestée. Lauverjat (1), Coutouly (2), Velpeau (3), Jacquemier (4), Cazeaux (5), Smellie (6), Dugès (7), Baudelocque (8), et tant d'autres, sans parler de tous les auteurs plus récents, sont absolument unanimes sur ce point.

Nous rapportons ici l'opinion de Baudelocque, car Bunting, je ne sais pourquoi, prétend qu'il partage celle de Mme Lachapelle; or, voici ce qu'il écrit (4e édition, tome II, page 267) : « Quand le col de la matrice est dur comme squirrheux, ou sans être très-épais est d'un tissu sec et rigide, incapable d'extension ou de dilatation, après un délai convenable et l'administration de moyens propres à le relâcher, il faut l'inciser dans plusieurs endroits; ces incisions sont préférables aux déchirures toujours trop tardives qui pourraient s'y faire, et n'ont jamais eu les mêmes suites. On doit leur donner plus ou moins d'étendue, selon l'épaisseur du bourrelet qui est comme calleux, mais toujours assez pour que l'orifice puisse s'ouvrir ensuite convenablement. »

(1) Lauverjat. De l'opération césarienne et de la manière de la pratiquer. Paris, 1788.
(2) Journ. gén. de méd., t. XXXII.
(3) Velpeau. Thèse de concours, 1834.
(4) Jacquemier. Manuel des accouchements.
(5) Cazeaux. Traité d'accouchements.
(6) Smellic. Traité des accouchements.
(7) Ant. Dugès. Dict. de méd. et de chir. prat., 1830, art. Césarienne.
(8) Baudelocque. J. L. Art. des Accouchements.

Plus loin, à l'article ruptures de l'utérus, page 506, il répète qu'il faut débrider quand le col est rigide.

Ashwell (1) dans un bon mémoire publié en 1839, insiste même sur le danger qu'il y a parfois à prolonger trop longtemps l'expectation, et rapporte des cas de rupture de l'utérus et d'autres dans lesquels la femme mourut sans avoir été délivrée.

Ces faits prouvent que l'expectation prolongée et les hésitations du chirurgien exposent la femme à des dangers bien plus sérieux que ceux que peut lui faire courir l'opération, même en admettant avec Fodéré (2) qu'elle soit loin d'être toujours aussi innocente qu'on l'a dit, opinion qui, du reste, est fort contestable.

Si les auteurs sont d'accord sur l'utilité de l'opération, il n'en est pas de même quand il s'agit d'établir la manière de la pratiquer; et d'abord nous rencontrons diverses opinions au sujet du choix de l'instrument. M. Aubenas conseille les ciseaux à polype de Siebold. M. Tarnier emploie des ciseaux courbés en bec. Presque tous les autres auteurs recommandent le bistouri boutonné, dont la lame doit être garnie de diachylon jusqu'à deux centimètres de l'extrémité ; quelques-uns emploient un bistouri ordinaire, d'autres préfèrent les ciseaux. Il nous a semblé que des ciseaux droits de trousse étaient plus faciles à employer que le bistouri, et qu'ils pouvaient dispenser de tout autre instrument.

Voici comment je m'en suis servi. Deux doigts de la main gauche étaient introduits dans le vagin, et placés de telle façon que l'un était engagé dans l'orifice, et l'autre restait en dehors du col, les ciseaux introduits

(1) Ashwell. Loc. cit.
(2) Fodéré. Thèse de Strasbourg, 1826.

d'abord fermés étaient ouverts lorsque la pointe arrivait au niveau du col, et, conduits de telle sorte que chaque lame était appliquée sur un doigt; il m'était ainsi très-facile de placer l'instrument au point que je désirais inciser, et de me rendre exactement compte de la longueur que j'allais donner à l'incision. J'ai constaté qu'en agissant avec précaution, on peut très-bien ainsi inciser le col sans crever la poche des eaux. Dans le cas où il serait situé trop haut pour pouvoir être facilement atteint avec les deux doigts placés dans le vagin, on pourrait y engager une partie de la main, ce qui n'empêcherait nullement de conduire les ciseaux comme je l'ai dit.

Reste le cas ou le col serait devié et regarderait en arrière par exemple; il faudrait alors recourir aux ciseaux courbés en bec, si toutefois il était impossible de le ramener en avant. Mais si le déplacement était considérable, il pourrait arriver que l'on fût obligé de renoncer à atteindre l'orifice et que l'on dut pratiquer une ouverture artificielle comme le conseille en pareil cas Lauverjat. On aurait alors le choix entre les divers moyens proposés pour remédier à l'occlusion du col: soit l'incision simple au bistouri comme on le fait généralement, soit les divers autres procédés recommandés par les auteurs. Martin de Lyon (1) employait un pharyngotome, Costilhes (2) conseille de n'employer qu'un bistouri boutonné même pour la première incision, il l'appuie fortement et un peu obliquement pour arriver à l'engager dans le tissu utérin, puis il débride cette ouverture. La crainte de blesser le fœtus avec un instrument pointu,

(1) Martin, de Lyon. Mémoires de médecine et de chirurgie.

(2) Costilhes. Oblitération du col hystérotomie vaginale. (Gaz. hebd. 1861).

qui lui a inspiré l'idée de faire la première incision avec un bistouri boutonné, a suggéré à Mattei (1) celle d'employer simplement le bec de la sonde cannelée qu'il appuye fortement de manière à creuser une sorte de sillon dans le tissu utérin. Les craintes de ces deux auteurs nous semblent exagérées, et nous croyons qu'il vaut mieux employer le bistouri ordinaire. Du reste nous n'insisterons pas plus longtemps sur ce point qui sort du cadre de notre travail.

Le choix de l'instrument est d'ailleurs généralement et à bon droit considéré comme une chose secondaire; mais où les opinions divergent complètement, c'est quand il s'agit de savoir quelle longueur on doit donner aux incisions. Les uns ne croient pas que l'on soit jamais autorisé à leur donner plus de 5 ou 6 millimètres de profondeur, d'autres conseillent volontiers des incisions beaucoup plus grandes, nous dirions presque trop grandes. Voici du reste les indications données à ce sujet par quelques auteurs, on verra combien ce point est encore débattu.

MM. Depaul, Hubert de Louvain et Sabola conseillent les incisions de 4 ou 6 millimètres, Smellie les faisait de 3 ou 4 lignes. M. Tarnier de un centimètre au plus. Tissier indique aussi un centimètre. Aubenas dit seulement de les faire petites et multiples. Bunting les fait de 2 à 3 centimètres. Moura Bourouillou, Nichet (2) et Verrier de 2 centimètres. Hyernaux (3) dit que leur longueur ne doit pas dépasser la partie qui fait saillie dans le vagin. Baudelocque ne précise pas, mais dit de pro-

(1) Mattei. Dystocie par oblitération du col. Bull. de l'Acad., 1862.
(2) Nichet, Journ. de méd. de Lyon. 1847.
(3) Hyernaux. Art. Des Accouchements.

longer assez pour que l'orifice puisse s'ouvrir suffisamment. Lauverjat dit que si les incisions de l'orifice ne suffisent pas, il faut les prolonger sur le corps de la matrice, et il ajoute que ces incisions ne sont point dangereuses, cette dernière affirmation nous paraît fort hasardée. Ashwel cite un cas dans lequel ses incisions d'un pouce de profondeur devinrent le point de départ de déchirures qui s'étendirent presque jusqu'au vagin, cependant la femme guérit. Laborie (1) en rapporte un dans lequel Dubois, après avoir fait de petites incisions, fut obligé de les agrandir pour pouvoir appliquer le forceps; enfin nous trouvons dans la thèse de Tissier, une observation du Dr Domerc, dans lequel il dit avoir coupé d'un coup 4 centimètres du bord de la matrice; la femme guérit très-bien. Tous d'ailleurs s'accordent à dire que les incisions multiples sont préférables à une incision unique, ce qui est évident.

Je ne crois pas qu'il soit possible de fixer une règle absolue à ce sujet et je pense que les petites incisions très suffisantes dans certains cas, seront complètement inutiles dans d'autres et qu'on sera forcé d'en venir aux grandes. Il est constant en effet, que bien souvent l'état du col a paru changer presque immédiatement après les incisions, de sorte que l'on a même vu après une seule le col entier devenir souple et dilatable; il est probable qu'il existait alors un état particulier des fibres qui s'est modifié sous l'influence du traumatisme, et nous sommes porté à croire que ces faits doivent être rangés dans la catégorie des rigidités dites spasmodiques.

S'il en est ainsi et si l'incision doit agir non en ouvrant complètement une route en quelque sorte artificielle au

(1) Laborie. Gaz. méd. 1846.

fœtus, mais en déterminant une modification favorable dans l'état du col, il est inutile de faire d'abord une large incision qui sera tout au moins inutile et nous croyons qu'il faudra toujours commencer par les faire petites (de 4 à 6 millimètres) ; mais si au bout de quelque temps, 20 ou 30 minutes environ, l'effet désiré ne se produit pas, il ne faudra pas l'attendre plus longtemps, car on aurait peu de chance de succès et l'on n'aurait ajouté à l'état de la femme qu'un traumatisme inutile et partant dangereux. Il faut terminer alors l'accouchement, et le chirurgien devra ouvrir un passage à l'enfant à travers les parties rigides ; on fera donc des incisions de 2 centimètres et demi à 3 centimètres et plus s'il est nécessaire, mais il faut absolument en finir. Les incisions latérales pourront être plus longues que les antérieures et surtout les postérieures, parce qu'on ne risquera pas d'intéresser là des organes comme la vessie et le rectum. Quant au danger d'atteindre le péritoine, on peut dire qu'il n'est pas aussi grand qu'on l'a prétendu et que, comme l'ont dit certains auteurs, on peut couper toute la partie de la matrice qui fait saillie dans le vagin sans crainte de le blesser. Il faut cependant en excepter la partie postérieure dont l'incision sera toujours plus dangereuse à cause du voisinage du cul-de-sac. Les insertions de la séreuse sur le col sont plus loin de son orifice au moment de l'accouchement, qu'on ne le croit en général ; et cela n'est pas étonnant, car si l'on réfléchit que le fœtus, en s'engageant, pousse devant lui le segment inférieur, on verra que celui-ci en vertu de son élasticité, doit être distendu de telle sorte que les mesures prises sur l'utérus d'une femme morte à terme ou même en travail, ne représentent pas exactement la distance qui existe entre ces parties pendant le travail de l'accouchement.

Nous avons cependant cherché à nous en faire une idée exacte ; malheureusement nous n'avons eu qu'une seule fois l'occasion de faire l'autopsie d'une femme morte à un point assez avancé du travail. Mais comme il s'agit d'une femme bien constituée, à terme, et d'une présentation O. I. G. A., nous croyons que les choses doivent se trouver presque toujours comme nous avons eu l'occasion de les voir.

Voici du reste cette observation que nous avons recueillie à la Maternité, dans le service de M. Polaillon, remplaçant M. Tarnier.

Observation IV (recueillie à la Maternité).

B..., âgée de 36 ans, est à peu près à terme et bien constituée, le ventre présente le développement normal à la fin de la grossesse. Cette femme est très-grasse, mais les tissus ne sont pas œdémateux ; elle est morte d'éclampsie puerpérale le 23 au matin pendant le travail. La poche des eaux était percée depuis longtemps et les battements du cœur n'étaient plus perceptibles depuis douze heures ; on ne toucha donc pas immédiatement à la femme dont nous avons fait l'autopsie le lendemain 24 avril.

Voici ce que nous avons constaté. L'utérus était dans la situation normale, oblique de haut en bas et de droite à gauche. La tête était engagée dans l'excavation et se présentait en O. I. G. A. La dilatation de l'orifice était la suivante : d'avant en arrière, 3,3 centimètres ; de droite à gauche, 3,7 centimètres. La vessie et le rectum sont à peu près vides. Les distances du péritoine aux bords de l'orifice sont très-différentes selon qu'on examine en arrière ou en avant. En avant, la distance sur la ligne médiane est de 12 centimètres, sur les parties latérales elle est de 13 centimètres. Mais en arrière elle est bien moindre et le cul-de-sac postérieur descend très-bas. Nous enfonçons une aiguille dans la partie la plus déclive de ce cul-de-sac en la dirigeant de telle sorte qu'elle vienne se planter sur la tête en traversant perpendiculairement le vagin et le col de l'utérus, et nous constatons alors qu'elle a traversé le col à 3,6 centimètres du bord postérieur de l'orifice. Mais la portion intra-vaginale du col a encore en ce point 5 centimètres de longueur, il y a donc 1 centimètre et demi de la paroi postérieure du vagin qui est en rapport direct avec le péritoine. Quant aux rapports entre le péritoine et l'utérus, ils commencent en ce point immédiatement au-dessus du lieu d'insertion du vagin sur le col, c'est-à-dire à 5 centimètres de l'orifice.

Si donc on incisait toute la portion intra-vaginale du col, on arriverait presque au contact de la séreuse.

Nous avons d'abord pris ces mesures, le ventre étant simplement ouvert, et en examinant l'orifice par les voies naturelles, puis nous avons divisé la symphise des pubis et les parties molles de manière à mettre le col à découvert; nous avons constaté que la tête n'a pas bougé à ce moment et que les rapports du péritoine n'ont pas paru se modifier; du reste les mensurations faites après cette section nous ont donné des résultats sensiblement identiques à ceux que nous venions d'obtenir.

En réfléchissant à la différence considérable qui existe entre les rapports de la séreuse en arrière et dans les autres parties de l'orifice, il semble qu'on devrait dire qu'il faut couper partout ailleurs plutôt qu'en arrière. Cependant, l'adhérence du péritoine à la partie supérieure du vagin et à son point d'insertion sur l'utérus, ne nous a pas paru très-grande, de sorte qu'il est très-probable que si l'on coupait toute la partie sous-vaginale du col, c'est-à-dire, dans ce cas, 5 centimètres, la séreuse ne serait pas intéressée, et l'on a jamais besoin de donner une pareille étendue aux incisions. Quoi qu'il en soit, ce qui semble ressortir de là, c'est que si l'incision de la partie postérieure peut être assez grande sans être dangereuse, les incisions faites sur les parties latérales et un peu antérieures pourront être aussi grandes qu'on le voudra sans qu'il y ait aucun danger à courir, car on peut dire qu'il est là absolument impossible d'atteindre le péritoine.

Aussi, n'avons-nous pas rencontré une seule observation dans laquelle il fut dit que l'incision l'avait intéressé, et cependant, dans le cas du Dr Domèrc, elle avait 4 centimètres, dans celui d'Ashwell, la déchirure s'étendait presque jusqu'au vagin, et dans notre observation n° 1, l'incision qui avait déjà 3 centimètres environ et avait été augmentée par une déchirure, était cependant encore loin de lui. Nous voyons, du reste, dans les divers travaux publiés sur l'occlusion du col, que l'on a pu inciser la matrice dans une étendue parfois considérable, et là encore, nous n'avons pas vu mentionner de blessure du péritoine. Voyons quelles sont les dimensions que les auteurs assignent dans ce cas à l'incision. M. Depaul, il est vrai, ne fait qu'une incision de 1 centimètre et il fait, à sa partie moyenne et postérieure, trois autres incisions de même dimension. Mais Hubert, de Louvain, fait une incision de 5 centimètres. Pénard adopte cette dimension, Flamant indique 4 centimètres, Nœgele (1) rapporte un cas de Martin de Lyon, dans lequel l'incision fut suffisante pour permettre *immédiatement* l'introduction du bras. La femme guérit. Enfin, d'autres auteurs indiquent des dimensions tellement considérables qu'on a peine à le croire. M. Depaul s'étonne, à juste titre, que Gardien ait pu proposer une incision de 5 pouces. Ant. Dugès écrit aussi : « une incision de 4 à 5 pouces est devenue dans « de tels cas un moyen de délivrer instantanément la « femme sans lui faire courir de grands dangers. »

Certes, nous ne voudrions pas plus approuver ces auteurs que suivre le conseil de Lauverjat, de prolonger

(1) Nœgele. Arch. de méd., 1841. De l'agglutination de l'orifice externe du col comme obstacle à l'accouchement.

les incisions jusque sur le corps de la matrice, ce qui du reste nous semble peu pratique ; mais nous concevons que l'on ait pu faire des incisions de cette étendue, sans blesser la séreuse, à la condition de les faire sur la partie antérieure du col.

Nous pensons donc que, dans les cas où il sera urgent de délivrer la femme, on ne courra aucun danger en faisant des incisions suffisantes pour permettre immédiatement l'application du forceps. Il vaudra même mieux les faire un peu plus grandes que de s'exposer à des déchirures qui, bien que rares et généralement peu dangereuses, peuvent cependant se produire, comme le prouvent le cas d'Ashwell et notre observation n° 1, et pourraient peut-être, dans quelques cas malheureux où elles siégeraient à la partie postérieure, s'étendre beaucoup plus loin et arriver jusqu'au péritoine.

Tout le monde est d'accord pour dire que rien n'est plus rare que l'hémorrhagie, au moment du débridement et je n'ai vu dans les trois cas que je rapporte, qu'un très-faible écoulement de sang ; cependant, une remarquable observation de Laborie (1), prouve que cet accident peut prendre parfois de redoutables proportions. Il s'agissait d'une présentation de la face compliquée de rigidité du col, une très-forte hémorrhagie se produisit immédiatement après la seconde incision. On fut obligé d'avoir recours au tamponnement, pendant ce temps, la face d'abord en mento-iliaque gauche postérieure exécuta sa rotation en partie, et M. Dubois put appliquer le forceps et terminer l'accouchement. L'auteur se demande à ce propos quelle a pu être la

(1) Laborie. Gaz. méd., 1846. Débridement dans le cas de contraction.

cause de l'hémorrhagie ; y avait-il dans ce cas une vascularité anormale des parties, ou faut-il croire que le placenta était implanté près du col? M. Danyau adopte cette dernière explication que Laborie considère comme assez plausible, il en conclut avec raison qu'il faudra être extrêmement prudent toutes les fois qu'on aura lieu de redouter une insertion vicieuse du placenta.

Nous n'avons pas vu signaler d'autres cas d'hémorrhagies, Godefroy (1) qui, seul paraît la redouter beaucoup, n'en rapporte aucun.

A quel moment du travail est-on autorisé à pratiquer le débridement du col? Là dessus encore, presque tous les auteurs sont unanimes ; il faut attendre que le col soit mince ou au moins en grande partie effacé ; couper un col encore épais et long est une opération complètement inutile et toujours dangereuse. Ceux qui ont le plus insisté sur ce point sont Chailly, Hyernaux et Laborie.

Il est impossible de dire d'une manière générale ce que l'on aura à faire dans le cas de rigidité pathologique, l'opérateur se guidera suivant les indications du cas particulier ; rappelons cependant que toutes les fois que le col ne sera qu'en partie altéré, c'est sur la portion saine que devra porter le débridement, car il sera ainsi toujours beaucoup plus efficace que s'il portait sur la partie malade.

Comment se cicatrisent les incisions?

Si l'on en croit les auteurs rien n'est plus simple, la cicatrisation est toujours rapide et complète, au point que peu de jours après, un mois, trois semaines, ou même

(1) Godefroy. Oblitération du col ; opération césarienne vaginale ; journ. de Martin-Lauzer, 1862.

moins, il devient impossible de reconnaître par le toucher les traces de l'opération.

Leurs affirmations à ce sujet sont précises, et la conclusion naturelle est que le débridement, s'il peut quelquefois être immédiatement dangereux, n'a jamais de suites redoutables.

Lauverjat dit nettement : « ces incisions ne sont point dangereuses. » Hyernaux les qualifie d'inoffensives, M. Jacquemier dit qu'elles sont sans danger immédiat et très-rarement suivies d'accident. Tissier rapporte une observation du Dr Bonnelat, dans laquelle il est dit que la femme fut touchée un mois après, et que l'on ne trouva plus de traces de l'opération. Lauverjat rapporte un cas pour lequel il dit que la cicatrisation était complète au bout de deux mois. Martin de Lyon nous dit qu'il fit une incision pour remédier à une occlusion, et que quinze jours après il n'en retrouva aucune trace. Dans l'observation déjà citée d'Ashwell, il est dit que trois semaines après on trouva au toucher de simples lignes saillantes qui indiquaient la place où les incisions avaient été faites.

Malgré toutes ces affirmations, les choses ne se passent pas toujours ainsi. Dans les deux cas où nous avons pu examiner des femmes guéries après le débridement du col, nous avons trouvé celui-ci divisé en quelque sorte en segments séparés; on peut dire que les incisions avaient persisté et que les parties divisées, bien loin de s'être complètement réunies, n'avaient plus, au moins dans une grande étendue, qu'un simple rapport de voisinage. Or, le temps écoulé était tel qu'on ne pouvait plus compter sur la cicatrisation et que les choses ont dû rester en l'état. Aussi nous garderons-nous bien de dire que l'incision du col est inoffensive, et qu'elle n'a jamais de suite fâcheuse. Qui ne voit en effet que les deux malades dont nous avons rapporté l'histoire, bien loin d'être après leur guérison dans le même état qu'avant l'opération, n'ont en quelque sorte plus de col, et se trouvent dans une situation que l'on peut comparer à celle des femmes dont presque tout le col aurait été amputé; or, cet état les expose incontestablement à des accidents sérieux, et, pour ne parler que des grossesses subséquentes, elles sont au moins fort prédisposées aux avortements; et, bien que je n'aie pas observé de faits de ce genre, j'ai peine à croire qu'un utérus ainsi mutilé puisse permettre à la grossesse de suivre son cours régulier.

On voit que, si l'opération est en général innocente pour le moment présent, elle peut présenter par ses suites de graves inconvénients, et par conséquent le chirurgien ne devra s'y décider que dans les cas de nécessité absolue.

Nous pensons donc que dès que l'accoucheur aura reconnu une rigidité du col, il devra se hâter d'intervenir et d'employer les moyens médicaux qui peuvent amener un résultat favorable. Tant qu'il n'y a pas urgence absolue de délivrer la femme, il faut insister sur ces moyens, avoir recours successivement à tous ceux dont on espère un heureux effet, et se garder de porter inutilement l'instrument tranchant sur le col. Dans bien des cas on réussira ainsi; mais lorsque ces moyens sont restés sans effet, lorsque la belladone surtout n'a pas amené de modification, il est probable que l'on a affaire à la rigidité anatomique, et l'accouchement ne pourra pas se terminer sans opération.

Au moment d'agir, le chirurgien s'assurera d'abord que le col est bien aminci et effacé, car, nous l'avons dit, inciser un col encore long et épais est inutile et dangereux. Une autre considération importante est de s'assurer qu'il est réellement rigide, car lorsqu'il sera dilatable il vaudra mieux avoir recours à la dilatation forcée qui dans ce cas, ne saurait être bien dangereuse. Sauvé (1), il est vrai, dut un jour inciser un col aminci et souple, mais il ne s'y décida qu'après avoir constaté l'impossibilité de pratiquer la dilatation.

L'intervention une fois décidée, le chirurgien fera avec des ciseaux droits, sur un ou deux points, des incisions de 4 à 6 millimètres; ces incisions, qui n'ont pas pour but d'agrandir l'orifice, mais de modifier l'état du col, peuvent amener une transformation rapide, et très-peu de temps après, ou même presque immédiatement, le col peut devenir souple; si cette heureuse modification ne se produit pas en quelques minutes, 30 minutes au plus, il n'y a pas à hésiter, on a affaire à une rigidité anatomique, et il faut créer une voie entièrement artificielle pour l'extraction de l'enfant. Après s'être assuré que la vessie et le rectum sont vides, le chirurgien fera sur le col en suivant le procédé que nous avons indiqué, des incisions dont la longueur variera suivant le diamètre de l'orifice rigide, mais qui devront, dans tous les cas, être assez grandes pour permettre immédiatement le passage de la tête. On fera ordinairement quatre incisions, les deux latérales bien

(1) Sauvé. Journ. de méd. de Bordeaux, 1854. De l'occlusion de l'orifice externe de la matrice au moment de l'accouchement.

plus longues, la postérieure sera la plus courte, et si aussitôt après, la tête ne s'engage pas, il faut immédiatement appliquer le forceps ou pratiquer la version ; mais, il faut vider l'utérus. Ainsi donc, l'opération une fois résolue, il faudra agir sans crainte et couper largement, les incisions insuffisantes ajoutent un traumatisme inutile à l'état de la malade, qui reste exposée à tous les accidents dont l'imminence détermine l'opération : rupture de l'utérus ou inertie.

Mais, avant de se décider, il faut bien se rappeler que si l'on n'a pas, en général, de danger immédiat à craindre, la femme pourra rester par la suite, exposée à une irrémédiable stérilité et à diverses affections utérines. Ces considérations si importantes quand il s'agit surtout de personnes jeunes encore, comme celles qui sont atteintes de l'affection qui nous occupe, devront rendre le chirurgien très-réservé, mais n'empêcheront pas d'intervenir quand le débridement est devenu la seule chance de salut.

Paris. A. Parent, imprimeur de la Faculté de Médecine, rue Mr-le-Prince, 31.

www.ingramcontent.com/pod-product-compliance
Ingram Content Group UK Ltd.
Pitfield, Milton Keynes, MK11 3LW, UK
UKHW022138260726
13993UKWH00005B/2005

9 782329 166780